RECHERCHES

SUR

LES URINES TABÉTIQUES

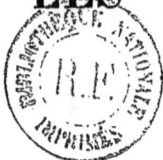

PAR

C. LIVON	H. ALEZAIS
PROFESSEUR A L'ÉCOLE DE MÉDECINE	MÉDECIN DES HOPITAUX

Laboratoire de Physiologie
de l'École de plein exercice de Médecinè et de Pharmacie

MARSEILLE

TYPOGRAPHIE ET LITHOGRAPHIE BARLATIER-FEISSAT

Rue Venture, 19

1888

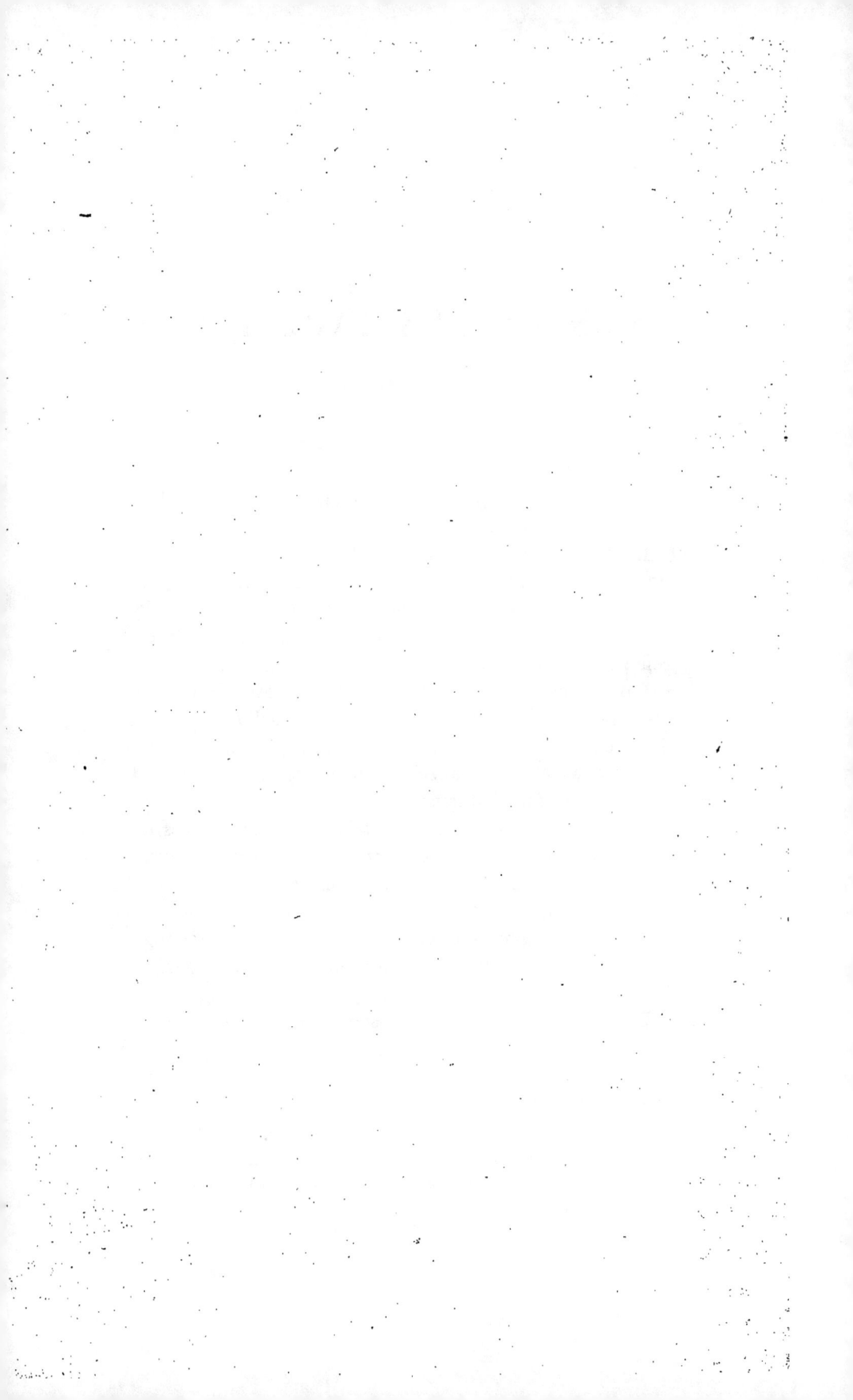

RECHERCHES

SUR

LES URINES TABÉTIQUES

I

Analyse des urines.

La composition chimique de l'urine qui a suscité de si nombreux travaux en pathologie rénale, peut être aussi envisagée, au point de vue de la nutrition en général, ou de la nutrition d'un système organique, en particulier, comme le reflet des modifications fonctionnelles.

L'urine ne provient pas seulement d'une sécrétion due à la glande rénale; elle résulte, pour la partie solide, au moins, d'une excrétion à laquelle participent le plus grand nombre des organes, et dans ces déchets, on a essayé de surprendre leur vie, leur fonctionnement.

Si les modifications expérimentales ou pathogéniques d'un système donné, étaient assez importantes pour apparaître dans l'urine, on pourrait avoir dans l'analyse exacte du liquide, un moyen de se renseigner sur son mode de nutrition physiologique, sur ses altérations morbides, renseignements qui pourraient devenir précieux en clinique, dans certains cas obscurs.

Les éléments du problème sont malheuseusement plus complexes que ne le supposerait la théorie et malgré les perfectionnements récents de la technique, les résultats obtenus sont encore trop souvent contradictoires.

On a fait de nombreuses recherches sur les modifications de l'urine dans les maladies du système nerveux, et on ne saurait encore dire quelle est la composition de l'urine dans les névroses, par exemple. Tandis que Bence Jones a trouvé les sulfates diminués dans la paralysie agitante, la chorée, le *delirium tremens*, pour Regnard, ils sont augmentés. La phosphaturie que Chéron considère comme phénomène essentiel de la paralysie agitante, est niée par Saint-Léger. Dans la chorée, l'urée serait constamment augmentée pour Bence Jones, la chaux diminuée pour Stiebel et Veghelm. Pour Handfield Jones, l'urée et l'acide phosphorique seraient souvent augmentés à l'apogée de la maladie, et diminueraient dans la convalescence (1).

Le Professeur Lépine (2), analysant l'urine d'épileptiques pendant une période prolongée, a constaté que les phosphates terreux sont éliminés en plus grande abondance, à l'approche des crises.

Nous avons limité nos recherches, aux cas de myélites chroniques. Les travaux, sur ce point, nous semblent moins nombreux. Mlle B. Edwards (3) a signalé, dans les lésions scléreuses progressives et diffuses des centres nerveux, une glycosurie assez persistante, qui dépend de l'existence de ces lésions au niveau du plancher du 4e ventricule.

M. Teissier (de Lyon) (4), dans une thèse inspirée par lui, a étudié l'albuminurie transitoire qui peut dépendre de lésions du système nerveux, sans qu'il y ait fièvre, affection du cœur ou du rein, et sans troubles fonctionnels concomitants. Il a pu même reproduire expérimentalement l'albuminurie par des lésions centrales sans fièvre, résection de l'écorce, surtout du gyrus sigmoïde, excitation du bout périphérique du sympathique ou du vague.

Les recherches que nous publions aujourd'hui et dont l'un de nous a déjà présenté le résumé (5) n'ont pas la prétention d'élucider complètement ce problème si complexe, des modi-

(1) V. Grasset, p. 946, 961. *Traité des maladies du système nerveux*, 1886

(2) Lépine et Jacquin. — *Revue mensuelle*, 1879, pag. 449.

(3) B. Edwards. — *Revue de Médecine*, 1886.

(4) Michel, th. Lyon, 1885.

(5) Association française pour l'avancement des Sciences (Congrès de Toulouse, 1887.)

fications que certaines maladies du système nerveux peuvent apporter à la sécrétion urinaire.

Nous avons constaté des faits, nous nous bornons pour le moment à les enregistrer. Le moment viendra probablement après ou il sera possible d'en déduire des conclusions.

On pourra peut être nous objecter que nos faits ne sont pas assez nombreux ; voilà pourquoi nous nous garderions de conclure à la hâte. Les affections comme celles sur lesquelles nos recherches ont porté, sont si variables dans leurs formes, qu'il est assez difficile d'en arriver à trouver plusieurs faits se ressemblant exactement. Mais nous avons eu bien soin d'écarter tous les cas où il y avait de la fièvre, pour bien rester dans le cadre que nous nous étions tracé : l'étude des modifications de la sécrétion urinaire dans les maladies apyrétiques du système nerveux.

Dans les observations que nous donnons en résumé ci-après, nous avons dosé, d'après les procédés ordinaires, l'urée par l'appareil d'Yvon ; les phosphates par l'urane ; le chlorure de sodium par le nitrate d'argent.

Afin de ne pas donner des séries trop considérables de chiffres, nous avons établi les moyennes de cinq jours en cinq jours, la comparaison est rendue ainsi plus simple.

OBSERVATION I.

Hôtel-Dieu. — Salle des Grecs, n° 5. — Ataxie locomotrice.

X., 45 ans, commis, né à Beaucaire (Gard), est atteint d'une ataxie locomotrice bien caractérisée, qui a débuté, il y a 9 ans, par de l'incertitude dans la marche. Cinq ans plus tard, survinrent de violentes crises de douleurs fulgurantes dans les jambes, des crises vésicales ; mictions fréquentes — 10, 12 par jour — impérieuses, l'urine s'échappait, si le besoin n'était pas satisfait. Ces phénomènes se sont dissipés, ainsi que la sensation de marcher sur du coton. Actuellement l'ataxie des membres inférieurs est complète. La station debout sans appui est impossible. La démarche est caractéristique. La force musculaire est intacte. Signe de Wetsphall. Hyperesthésie thermique des membres inférieurs.

Du côté des yeux, myosis et immobilité absolue des pupilles· Diminution de l'acuité visuelle surtout de l'œil gauche, qui est aussi affecté de dyschromatopsie. L'acuité auditive est un peu diminuée surtout à droite,

La particularité intéressante de cette observation, est que le malade a été frappé à l'âge de 1 an, de paralysie infantile du pied droit, et que les phénomènes ataxiques ont précisément débuté, il y a 9 ans, de ce même côté.

Étude de l'urine.

Volume.	Densité.	Urée.	Acide phosphor⁰.	Rapport.	Chlorure.
608	1028	11.79	0.86 (1) 0.56 0.30	13.70 (2)	9.81
641	1027	12.51	1.15 0.80 0.35	10.87	9.82
776	1022	11.94	1.09 0.75 0.35	10.95	8.15

Ce qu'il faut remarquer dans cette observation, c'est la petite quantité d'urée rendue dans les 24 heures : 11,79 ; 12,51 ; 11,94, lorsque la moyenne est de 32 à 34 grammes. A côté du chiffre de l'urée, celui exprimant l'acide phosphorique est encore bien au-dessous de la moyenne, 0,86 : 1,15 ; 1,09, lorsque la moyenne doit être de 2 à 2,8. Quant au chiffre exprimant la quantité du chlorure de sodium il est à peu près normal. Mais, si, à l'exemple de MM. Lépine et Jacquin, l'on vient à établir le rapport qui existe entre l'acide phosphorique et l'urée on arrive aux chiffres suivants : 13,70 ; 10,87 ; 10,95, chiffres assez inférieurs. Ce rapport est important à

(1) Nous faisons remarquer une fois pour toutes, que, des trois chiffres superposés en regard de chaque jour, le premier indique l'acide phosphorique total des 24 heures ; le second l'acide phosphorique combiné aux alcalis, et le troisième, l'acide phosphorique combiné aux terres.

(2) Le chiffre placé dans cette colonne en regard de l'acide phosphorique total indique le rapport existant entre cet acide et la quantité d'urée rendue dans les 24 heures. Ce rapport est en moyenne de 18 à 20 à l'état sain.

étudier en urologie, car comme le disent les auteurs que nous venons de citer : « Le chiffre de l'acide phosphorique ne dit rien à lui seul et n'acquiert de valeur que si on le compare au chiffre de l'urée (ou de l'azote) excrétée par l'urine dans le même temps (1). »

Dans cette première observation il n'y a rien de particulier à signaler à propos du rapport des phosphates alcalins et des phosphates terreux.

OBSERVATION II.

Hôtel-Dieu. — Salle Sainte-Elisabeth, n° 16. — Ataxie loco-motrice ; Plaques de sclérose disséminées. — Service du professeur Villard, suppléé par le professeur Arnaud.

X., 39 ans, ménagère, née à Valence (Drôme).

Aucune maladie antérieure. Mariée depuis 8 ans, elle a eu trois fausses couches, les deux premières à un et deux mois, la troisième à cinq mois, précédées de fortes hémorrhagies, qu'elle attribue à des excès de travail : la syphilis n'est pas démontrée. Excès de coït, souvent pratiqué debout.

La maladie actuelle a débuté, il y a deux ans, par des douleurs dans les mollets, sensations passagères de striction, revenant par crises de 4 à 5 jours. Pendant 18 mois, ce fut le seul symptôme, s'accompagnant de douleurs dans les reins et dans les flancs.

Il y a 6 mois, les douleurs plus fortes, la tinrent alitée quelques jours, et quand elle se leva, dit-elle, elle ne pouvait plus marcher, Actuellement, la démarche est ataxique : la malade lance les pieds, frappe du talon. Signe de Romberg, et influence très nette de la vue sur les mouvements : dans l'obscurité, elle ne peut faire un pas. Les membres supérieurs tremblent depuis la même époque : ce tremblement, qui n'a lieu que dans les mouvements, consiste en oscillations assez amples, qui augmentent, en approchant du lit, mais n'arrivent pas à empêcher le mouvement. La force musculaire est diminuée dans les membres supérieurs et inférieurs. Pas d'amyotrophie, ni d'amaigris-

---

(1) Lépine et Jacquin : Sur l'excrétion de l'acide phosphorique par l'urine dans ses rapports avec celle de l'azote ; *Rev. mensuelle de Méd. et de Chirurg.* 3ᵐᵉ année, 1879, pag. 455.

sement. Les douleurs ont presque cessé. Point douloureux à la percussion des dernières vertèbres dorsales, qui est aussi très sensible au froid. Même hypéresthésie thermique à la plante des pieds.

En divers points, des deux côtés, plaques d'anesthésie entourées de zones d'hypéresthésie : une des plus nettes siége au-devant du cou-de-pied, le long du tendon du tibial antérieur.

Abolition des réflexes patellaire et plantaire.

Myosis, signe de Robertson, pas d'autres troubles oculaires. Crise vésicale, il y a trois mois. Rétention d'urine, puis miction douloureuse, aujourd'hui un peu de fréquence dans la miction, 3, 4 fois par nuit.

Étude de l'urine.

Volume.	Densité.	Urée.	Acide phosphor°.	Rapport.	Chlorure.
1390	1011	12.44	0.87 / 0.60 / 0.27	14.29	
1650	1014	11.95	0.69 / 0.53 / 0.16	17.32	12.62
1910	1013	10.94	0.87 / 0.78 / 0.11	12.29	17.72
1535	1016	12.37	0.69 / 0.54 / 0.15	17.92	9.65
1520	1011	11.12	0.76 (1)	14.63	10.94
1020	1011	8.44	0.61	13.83	8.41

Comme dans l'observation précédente, il faut noter ici encore le faible chiffre de l'urée, variant de 8, 44 à 12, 44, en présence pourtant d'un volume d'urine normal. Dans l'observation I, la quantité d'urée était faible mais le volume aussi. Même remarque pour l'acide phosphorique éliminé en 24 heures, de 0, 61 à 0, 89.

Le chiffre exprimant les chlorures est à peu près normal, pourtant on le voit assez exagéré dans une des périodes représentées par nos moyennes, puisqu'il est de 17, 72.

(1) Quand le chiffre de l'acide phosphorique est unique, il représente l'acide total, les phosphates alcalins et les phosphates terreux n'ayant pas été dosés.

Quant au rapport de l'acide phosphorique et de l'urée, quoique se rapprochant de la moyenne, il est toujours inférieur
puisqu'il varie de 12, 29 à 17, 92.

OBSERVATION III.

Guib....J. 48 ans, célibataire, cocher, entré à la Charité en 1878.
Ataxie locomotrice progressive avec amyotrophie.

Début en mars 1874 par des douleurs lombaires et en cein-
ture, avec crises de vomissements incessants, durant 10 à 12
jours, se répétant tous les 2 mois, troubles de la locomotion pré-
coces et rapidement progressifs, en 2 ans la marche est devenue
impossible.

Début de l'amyotrophie en 1875 par les membres pelvi-tro-
chantériens, étendue progressivement du haut en bas, atrophie
très avancée de la jambe et cuisse surtout les extenseurs ; croise
ses deux jambes derrière la tête comme les accrobates ; crampes,
contractions fibrillaires.

En 1885 envahissement des bras, début par le bras gauche.

Plaques d'anesthésie. Retards très marqué de la sensibilité.
Anesthésie complète du gland, anaphrodisie. Troubles urinaires
dès le début. Incontinence d'urine et des matières fécales par
intervalles au moment des crises gastriques. Crises diarrhéi-
ques et intestinales douloureuses alternant avec les vomissements.

Réflexes cutanés et tendineux abolis. Amaigrissement général,
mange à peine le 1/4 de ration.

L'examen des urines a commencé au moment d'une période
de calme relatif, puis il est survenu une crise gastrique très
violente avec douleurs atroces, vomissements peu abondants
mais répétés. La crise a duré une huitaine de jours, calmée seulement par les gouttes noires anglaises et les injections cu-
tanées de chlorhydrate de morphine et d'atropine.

Étude de l'urine.

Volume.	Densité.	Urée.	Acide phosphor^e.	Rapport.	Chlorure.
820	1019	9.34	0.59 0.39 0.20	15.83	6.75
842	1015	8.04	0.68 0.39 0.29	11.82	5.02
850	1013	8.38	0.62 0.35 0.27	13.51	4.58

Comme l'indique le tableau des analyses, dans cette observation, tous les chiffres sont au dessous de la moyenne.

Quantité d'urée très faible ; quantité d'acide phosphorique
bien au dessous de la moyenne, les chlorures même, qui ont
de la tendance à augmenter, sont pourtant ici éliminés en
petite quantité.

Comme dans les observations précédentes. le chiffre exprimant le rapport entre l'acide phosphorique et l'urée est toujours faible.

Le seul point à signaler, c'est la quantité des phosphates
terreux qui est proportionnellement plus élevée que ce qu'elle
est à l'état normal.

OBSERVATION IV.

Hôtel-Dieu. — Salle Aillaud n. 8. Sclérose disséminée de la
moelle. Service du professeur Laget.

V. Antoine, marin, 49 ans, né à Marseille.

Il y a 3 ans, environ, hémiplégie totale et subite du côté droit
avec aphasie : cet état a persisté plus d'un mois, puis s'est
amélioré peu à peu. Au bout d'un certain temps, le malade a
ressenti des douleurs très-vives, au niveau de la poitrine, avec
sensation très-pénible de constriction : douleurs lancinantes
dans les membres. Ces douleurs, qui ont persisté jusqu'à ces
derniers temps, ont été soulagées par l'acétanilide.

Le malade éprouve de la difficulté dans la miction. Il présente
le signe de Romberg. La démarche est difficile ; mais il n'y a
pas d'ataxie, il peut faire quelques pas, les jambes écartées.

Du coté de la face, masque hébété et impassible rappelant
celui de la paralysie générale, mais il n'y a pas de tremblement
bien marqué, lorsque le malade parle. La parole est lente, trai-
nante, mais pas explosive. Aucun tremblement de la langue, ni
des membres. Pas de paralysies ni de contractures ; aucune
amyotrophie : pas d'autre troubles sensitifs que les douleurs
signalées plus haut. Pas de nystagmus, ni de troubles viscéraux.
Pas d'altération de l'appareil vésical.

Les reflexes tendineux sont conservés.

Étude de l'urine.

Volume.	Densité.	Urée.	Acide phosphor⁰.		Rapport.	Chlorure.
1140	1019	15.6	1.54 1.10 0.44		10.13	15.11
1320	1014	17.66	1.20 0.84 0.36		14.71	12.84
1340	1011	16.81	0.90 0.70 0.20		18.67	14.86
1080	1019	15.01	1.07 0.73 0.34		14.02	13.68
1300	1020	16.91	1.35		12.52	16.94

Dans cette observation comme dans les précédentes, l'urée est éliminée en faible quantité de 15 gr. 01 à 17 gr. 66. L'acide phosphorique est représenté par un chiffre un peu plus élevé, mais pourtant toujours faible. La quantité des chlorures est forte, se maintenant toujours au dessus de la moyenne, il y a eu des jours ou l'hyperchlorurie était très marquée, puisqu'en regardant le relevé journalier des analyses on trouve des chiffres tels que 18, 50 ; 19, 50 ; 22, 08 ; 23, 70 qui se perdent dans les moyennes, il est vrai, mais qui pourtant en arrivent toujours à fournir un chiffre supérieur à celui de la normale.

Rapport de l'acide phosphorique et de l'urée toujours faible.

Dans l'observation précédente nous faisions remarquer le chiffre proportionnellement élevé des phosphates terreux ; ici c'est le contraire, ce chiffre est relativement très-faible.

OBSERVATION V.

Hôtel-Dieu. — Salle Aillaud n° 10. — Tuberculose pulmonaire. — Ataxie locomotrice. Service du professeur Laget.

B. Joseph, garçon d'hôtel, 56 ans, originaire des Basses-Alpes.

Il y a trois ou quatre ans, début de la tuberculose, qui en est

aujourd'hui à la période d'excavations, avec crachats caracté-
ristiques, bacilles.

Il y a quelques mois seulement, qu'aurait débuté l'ataxie locomotrice. Douleurs fulgurantes dans les membres ; douleurs en
anneau autour des articulations ; douleurs pongitives dans la
poitrine. Abolition des réflexes rotuliens. Conservation des
réflexes plantaires. — Signe de Romberg. — Signe d'Argyll
Robertson.— Les pupilles punctiformes sont absolument insen-
sibles à tout excitant, sauf à l'accommodation. La démarche est
franchement ataxique.

Pas de paralysies, ni de contractures. — Il y a amaigrissement général, mais pas d'amyotrophie. — La force musculaire
est diminuée, par suite de la déchéance générale. — Pas de
troubles de la sensibilité tactile, thermique, ou à la douleur. —
Pas de troubles trophiques du côté de la peau. — Jamais de
crises viscérales.

Étude de l'urine

Volume.	Densité.	Urée.	Acide phosphor⁶.	Rapport.	Chlorure.
987	1007	5.98	0.53	11.28	5.51
625	1012	6.56	0.35	18.74	5.54
487	1013	6.97	0.53	13.15	4.34

Dans cette observation comme dans celles qui précèdent,
les chiffres des analyses sont tous faibles. Aussi bien pour
l'urée, que pour l'acide phosphorique et pour les chlorures,
et bien entendu le chiffre du rapport de l'acide phosphorique
et de l'urée suit la même tendance. Mais il faut observer que
non seulement nous avons un malade ataxique, mais encore
un tuberculeux chez lequel forcément la nutrition est loin
de se faire dans de bonnes conditions, aussi n'est-ce pas sur
des observations de ce genre que l'on peut baser une étude
sérieuse.

OBSERVATION VI.

Hôpital de la Conception.— Salle Saint-Paul, n° 19.— Myélite
diffuse.

B. Jules, 45 ans, charretier.

En 1881, fièvre typhoïde très grave, avec escharre profonde au sacrum dont il reste une vaste cicatrice. L'année suivante, il y a de l'œdème de la face et des membres, avec diminution passagère des urines.

En 1884, survinrent des douleurs lancinantes dans les membres supérieurs et inférieurs, avec fourmillement fréquent dans les doigts, et l'année suivante, les mouvements de la jambe gauche devinrent difficiles; la raideur aboutit à une contraction du triceps sural qui maintient aujourd'hui le pied en varus, et rend la marche très difficile. La station debout est impossible, même les yeux ouverts. Le réflexe patellaire est conservé, même exagéré à gauche; trépidation épileptoïde — petites secousses, au repos, dans les membres supérieurs. La sensibilité est modifiée; hypéresthésie sur la face dorsale du pied et en même temps, deux piqûres simultanées ne sont perçues qu'à une grande distance; une épingle étant sur le dos du pied, gauche et l'autre au 1/3 inférieur de la jambe; à droite la sensibilité est un peu mieux conservée; pas de troubles de la sensibilité thermique.

Pollakiurie, 4-5 mictions par nuit, autant par jour. Douleurs au passage de l'urine. Douleurs au bout de la verge, en dehors des mictions. Crises douloureuses au fondement.

Diminution de l'acuité visuelle, et du champ visuel.

Dyspepsie acide, inappétence, sans crises gastralgiques.

Étude de l'urine.

Volume.	Densitée.	Urée.	Acide phosphor⁰.	Rapport.	Chlorure.
1280	1020	21.74	1.68	12.94	»
1420	1021	26.00	2.05	12.68	»
1400	1022	27.65	2.07	13.35	»
1520	1021	27.86	2.20	12.66	»
1170	1024	25.63	1.71	15.98	14.32
1300	1021	23.70	2.07	11.44	15.76
1080	1021	19.47	2.21	8.80	»

Dans cette observation il faut noter une plus grande quantité d'urée éliminée dans les 24 heures que dans les observations précédentes, pourtant, jamais le chiffre indiquant cette quantité n'atteint la normale ordinaire, malgré cette élévation relative il faut donc enregistrer encore une diminution dans l'urée éliminée. Le chiffre de l'acide phosphorique est assez normal. Mais néanmoins le rapport entre cet acide et l'urée se trouve faible, bien faible même, puisqu'il oscille entre 8.80 et 15.98.

Comme dans quelques unes des observations précédentes le chiffre des chlorures est élevé pendant les quelques jours qu'ils ont été dosés. Si l'on regarde les observations quotidiennes on trouve des nombres assez forts tels que 17, 19, 21 grammes par jour.

OBSERVATION VII.

Hôpital de la Conception.— Salle Saint-Paul, n° 17.— Myélite diffuse. — Service du docteur d'Astros.

Barbe, Paul, âgé de 25 ans, né à Aps (Ardèche).

La maladie actuelle semble avoir succédé, il y a huit ans, à une fièvre que sa durée, — trois mois — ses caractères — céphalalgie, diarrhée, amaigrissement profond, permettent de supposer avoir été une fièvre typhoïde. La convalescence fut longue, le malade avait de la faiblesse des jambes, qui l'empêchait de marcher, et des troubles de la parole.

M. le Dr Lépine, qui avait, il y a deux ans environ, ce jeune homme dans son service, pensa au tabes héréditaire de Freidrech, en raison de l'incoordination des membres surtout inférieurs — de la parole scandée — de l'absence de douleurs fulgurantes — et de l'exagération des réflexes.

Actuellement, l'ataxie est généralisée aux quatre membres : la marche, même la station debout sont impossibles, et les mouvements des membres supérieurs sont entravés par une incoordination très prononcée.

Il y a du ralentissement de la conduction de la sensibilité ; il faut une seconde pour qu'une piqûre faite sur le dos du pied soit perçue, et la sensation persiste pendant trois ou quatre secondes, sous forme de démangeaisons.

Il y a eu, du reste, des douleurs revenant par crises dans les genoux, les tibias, les épaules.

Les muscles de l'éminence thénar, le deltoïde sont atrophiés, surtout à droite, d'où diminution de la force musculaire.

La parole est scandée, accompagnée de grimaces : difficulté à prononcer le *ch.*

La miction est peu fréquente, mais douloureuse — sensation de brûlure.

L'ouïe est diminuée. — Pas de troubles visuels.

Il y a eu, l'année dernière, des crises laryngées très manifestes, crises d'oppression, avec constriction thoracique.

Les reflexes rotuliens sont toujours exagérés.

Étude de l'urine

Volume.	Densité.	Urée.	Acide phosphor^e	Rapport.	Chlorure.
1680	1017	32.55	2.28	14.27	
1900	1020	41.50	2.60 2.15 0.45	15.96	
1300	1022	29.99	1.21	24.78	
1130	1021	22.40	0.71	31.54	17.20
1180	1018	15.88	0.68	23.35	
940	1021	14.96	0.88	17.00	

Albumine et sucre de temps en temps.

Dans l'observation qui précède, nous trouvons des chiffres assez différents de ceux que nous avons signalés dans les analyses précédentes. C'est que le tabétique qui fait l'objet de l'observation est bien différent de ceux que nous avons étudiés précédemment.

A n'en pas douter, la lésion a atteint ici le niveau du plancher du quatrième ventricule, et cette observation peut se rapprocher de celles dont parle Mlle B. Edwards (1).

Sous l'influence de cette lésion, il a dû se développer des troubles donnant lieu aux phénomènes que nous observons ici, c'est-à-dire exagération parfois dans la quantité d'urée éliminée, présence, certains jours, d'une petite quantité d'albumine, associée quelquefois à un peu de sucre. Glycosurie seule d'autrefois; mais pourtant pas de polyurie comme dans les observations de Mlle B. Edwards.

Toutefois les caractères des analyses précédentes se retrouvent, malgré la lésion du plancher du quatrième ventricule, comme on peut le remarquer dans les chiffres qui constituent les dernières observations faites.

On trouve un chiffre faible pour l'urée 15,88 ; 14,96 ; un chiffre aussi faible pour l'acide phosphorique 0,68 ; 0,88, qui, fait à signaler, est toujours resté plutôt au-dessous de la moyenne.

(1) Glycosurie au cours de la sclérose en plaques. — *Revue de médecine*. 1886. Page 703.

Pour la première fois nous voyons le rapport de l'acide phosphorique et de l'urée dépasser la normale, mais alors d'une façon exagérée puisque l'on trouve pour une période de cinq jours 31,54, ce qui prouve que chez ce malade, par suite de la lésion des centres nerveux, il y a un trouble considérable dans l'équilibre de la nutrition.

Les chlorures n'ont été dosés que pendant quelques jours, mais ils sont éliminés en grande quantité, comme l'indiquent les chiffres du tableau de l'étude des urines.

Peut-on maintenant tirer des conclusions de ces quelques observations ? Comme nous l'avons dit au début, nous nous garderions de conclure. Tout ce que l'on peut faire, c'est d'avancer qu'en résumé, dans ces observations, ce qui frappe le plus c'est :

1° La faible quantité d'urée éliminée dans les vingt-quatre heures ;

2° La faible quantité d'acide phosphorique total éliminée dans le même laps de temps ;

3° Le faible rapport existant constamment entre l'urée et l'acide phosphorique ;

4° La tendance à l'hyperchlorurie.

Il ne faut pas oublier, il est vrai, que tous ces malades sont dans des conditions particulières d'alimentation, vue la durée de la maladie, ce qui doit contribuer à n'en pas douter à la diminution de l'élimination des substances azotées et des phosphates.

D'après Burot (de Rochefort) dans certaines formes de tuberculose à marche lente on rencontrerait exceptionnellement de l'hyperchlorurie (1), nos recherches tendraient donc à démontrer que le fait signalé par Burot n'est pas isolé, car nous tenons à faire remarquer que sauf le malade de l'observation V, les autres ne présentaient aucune tendance à la tuberculose pouvant expliquer l'hyperchlorurie qui plusieurs fois s'est manifestée.

(1) Association française pour l'avancement des Sciences. Congrès de Rouen 1883.

II

Toxicité des urines.

On connaît les intéressantes études qui ont été faites sur ce sujet par le professeur Bouchard, suivi sur ce terrain par beaucoup d'expérimentateurs.

On a successivement étudié la toxicité des urines normales, et des urines fébriles ; on a montré que dans les urines normales, la toxicité pouvait varier pendant la veille et pendant le sommeil. Il était intéressant de rechercher si dans les urines des malades atteints d'affections apyrétiques du système nerveux central, la toxicité présentait quelque différence.

Nous avons donc répété avec les urines de quelques uns de nos malades les injections intra-veineuses, destinées à nous renseigner sur ce point.

Toutes les injections ont été faites dans la veine fémorale.

Urines du malade faisant l'objet de l'observation VI.

Exp. I. — Chien de 8 kilog. 300, mort une heure cinq minutes après le début de l'expérience, au milieu de convulsions générales ; les pupilles très-dilatées ; arrêt du cœur ; diarrhée.

Le thermomètre, qui au début marquait 39° 6, descend cinq minutes avant la mort à 37° 4.

Quantité d'urine injectée : 600 c. c.

Exp. II. — Chien de 5 kilog. 800, mort une heure cinq minutes après le début de l'expérience, au milieu de vomissements bilieux, de convulsions générales ; mydriase excessive; arrêt du cœur. Pendant l'expérience les pupilles se contractent et se dilatent alternativement. Il y a de fréquents vomissements.

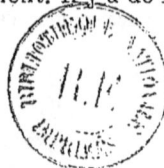

Le thermomètre, de 39° 6 au début, descend à 38° 6 au moment de la mort.

Quantité injectée : 265 c. c.

Exp. III. — Chien de 10 kilog. mort une demi-heure après le début de l'expérience, au milieu de convulsions générales.

Dès le commencement de l'injection, vomissements abondants ; mouvements convulsifs très énergiques ; pupille contractée ; elle se dilate au moment de la mort.

Quantité d'urine injectée : 130 c. c.

Exp. IV. — Chien de 9 kilog. a survécu plusieurs heures après l'expérience, pendant laquelle il a présenté de la dyspnée, des vomissements très-violents, du ralentissement du cœur, du refroidissement, le thermomètre étant descendu de 40° 2 à 38° 6.

Pupilles rétrécies puis dilatées, tremblotement des membres et du cou.

Quantité d'urine injectée : 650 c. c.

Exp. V. — Chien de 13 kilog. mort une heure après le début de l'expérience, par arrêt du cœur.

Pendant l'expérience, vomissements ; quelques contractions cloniques générales, les pupilles assez dilatées au début ont un peu de tendance à se contracter ; la température reste à peu près la même pendant toute l'expérience ; l'animal tombe plutôt dans le coma.

Quantité d'urine injectée : 750 c. c.

Exp. VI. — Chien de 15 kilog. mort une heure après le début de l'expérience au milieu de convulsions.

Pendant l'expérience, vomissements violents, quelques mouvements convulsifs. Les pupilles restent moyennement dilatées.

Un peu de refroidissement, le thermomètre étant descendu de 38° à 37° 2.

Quantité d'urine injectée : 445 c. c.

Nos expériences ne se sont pas bornées à injecter de l'urine simplement, imitant MM. Lépine et Aubert, nous avons calciné une certaine quantité d'urine, pour chercher si dans les maladies sur lesquelles portaient nos recherches, les matières salines presenteraient une toxicité plus ou moins grande qu'à l'état normal.

Nous avons opéré exactement de la même façon que les expérimentateurs que nous venons de citer, c'est-à-dire qu'après avoir évaporé au bain-marie une quantité déterminée d'urine, nous avons calciné le résidu de manière à détruire complètement les matières organiques, puis nous avons dissous le résidu composé des matières salines, dans une quantité d'eau distillée égale au volume primitif de l'urine employée. La solution étant filtrée était injectée dans les fémorales, comme nous l'avions fait pour les urines en nature.

Exp. VII. — Chien de 6 kil. 300. Quantité de solution injectée : 530 centimètres cubes ; l'animal survit très bien ; pendant l'expérience il n'a eu que du myosis, le cœur s'est accéléré, la température est descendue de 38° 5 à 37° 9.

Exp. VIII. — Chien de 7 kil. 800. Quantité de solution injectée : 250 centimètres cubes ; l'animal meurt très rapidement après le début de l'expérience, au milieu de convulsions et d'une raideur tétaniforme très-marquée. Au moment de la mort il y a une mydriase très forte ; le thermomètre marque 39° il était à 38° 6 avant le début de l'expérience.

Exp. IX. — Chien de 10 kilo. Quantité de solution injectée : 235 centimètres cubes. L'animal meurt au bout d'une demi-heure, au milieu de fortes convulsions générales, avec les pupilles très dilatées. Pendant l'expérience les pupilles sont restées très dilatées tout le temps, il y a eu de la diarrhée et des convulsions générales.

Urines du malade faisant l'objet de l'observation I.

Exp. X. — Chien de 6 kil. 350 grammes. L'animal meurt 15 minutes après le début de l'expérience, au milieu de fortes convulsions. Pendant l'expérience, vomissements abondants ; les pupilles restent très dilatées. La température n'a pas varié.

Quantité d'urine injectée : 80 centimètres cubes.

Exp. XI. — Chien de 7 kil. 750 gr. L'animal meurt 15 minutes après le début de l'expérience, au milieu d'une convulsion générale.

Pendant l'expérience, vomisssements abondants et fréquents, respiration très anxieuse ; les pupilles restent très dilatées. La température ne varie pas.

Quantité d'urine injectée : 335 centimètres cubes.

Exp. XII. — Chien de 8 kil. 350 gr. L'animal meurt 15 minutes après le début de l'expérience, dans les mêmes conditions que les précédents, pupilles très dilatées, température ne variant pas.

Quantité d'urine injectée : 120 centimètres cubes.

Exp. XIII. — Chien de 9 kilog. L'animal meurt une heure après le début de l'expérience, dans les mêmes conditions que les précédents. Mais la mort étant survenue plus lentement, il a été facile de suivre les phénomènes qui se sont produits pendant l'expérience. Il y a eu des vomissements abondants. Les pupilles sont restées dilatées tout le temps, la respiration est devenue anxieuse et est restée ainsi pendant toute l'expérience. A chaque instant il se produisait de violents mouvements convulsifs, les réflexes généraux étaient augmentés, comme dans l'empoisonnement par la strychnine.

Pendant toute la durée de l'expérience la température est restée stationnaire entre 40° 8 et 41°.

Quantité d'urine injectée : 400 centimètres cubes.

Exp. XIV. — Chien de 12 kilog. 350 grammes. L'animal meurt au bout de quinze minutes dans les mêmes conditions que les précédents. Vomissements, pupilles dilatées, température constante. Convulsions générales, quantité d'urine injectée : 415 centimètres cubes.

Exp. XV. — Chien de 9 kil. 350 grammes. Dans cette expérience ce ne sont plus les urines qui sont injectées en nature, mais la solution des matières salines calcinées comme avec les urines du malade faisant l'objet de l'observation VI.

L'animal meurt en dix minutes, après avoir reçu en injection 165 centimètres cubes de cette solution, au milieu de convulsions générales, mais sans avoir présenté de vomissements, pas de modifications dans la température ; les pupilles plutôt dilatées.

Urines du malade faisant l'objet de l'observation IV.

Exp. XVI. — Chien de 7 kil. 500 grammes. L'animal meurt quinze minutes après le début de l'expérience, au milieu de convulsions générales. Pendant l'expérience : Diarrhée, pas de vomissements, convulsions généralisées ; pupilles dilatées. Quantité d'urine injectée : 100 centimètres cubes.

Exp. XVII. — Chien de 9 kilog. 200 grammes. L'animal meurt au bout de dix minutes, comme le précédent : vomissements pendant l'expérience. Quantité injectée : 186 centimètres cubes.

Exp. XVIII. — Chien de 10 kilog. 400 grammes. Dans cette expérience l'animal n'est mort qu'au bout d'une heure et quarante minutes, quoique le *Manuel opératoire* ait été le même que dans les expériences précédentes.

Dès le début de l'expérience, l'animal tombe dans le coma, il est pris de diarrhée et de vomissements ; les pupilles sont dilatées.

L'animal reste dans cet état comateux pendant toute l'expérience. Les quatre membres et le maxillaire inférieur sont agités de temps en temps par de petits mouvements convulsifs. La respiration est très anxieuse, elle devient de plus en plus pénible, puis se ralentit. L'animal éprouve quelques petites secousses convulsives générales, mais très-faibles. Une diarrhée séreuse très-abondante se produit et l'animal s'éteint. La quantité d'urine injectée a été de 800 centimètres cubes.

Exp. XIX. — Chien de 8 kil. 400. Dans cette expérience nous avons injecté la solution des matières salines calcinées comme nous l'avions déjà fait pour les urines étudiées précédemment. L'animal a reçu en injection intra-veineuse dans la fémorale droite 372 centimètres cubes de cette solution, sans succomber pourtant, car 24 heures après il était assez bien portant. Les seuls phénomènes qu'il ait présentés sont les suivants : respiration anxieuse, de l'abattement, dila-tation des pupilles, un peu de tendance au refroidissement.

Urines du malade faisant l'objet de l'observation II.

Exp. XX. — Chien de 10 kil. 200. L'animal meurt quinze minutes après le début de l'expérience, au milieu de convul-sions tétaniques ; pas de vomissements ni de diarrhée. Pupilles punctiformes au moment de la mort.

Quantité d'urine injectée : 150 centimètres cubes.

Exp. XXI. — Chien de 12 kil. 500. L'animal meurt au bout de vingt minutes dans les mêmes conditions que le précédent seulement les pupilles sont dilatées.

Quantité d'urine injectée : 350 centimètres cubes.

Exp. XXII. — Chien de 5 kil. 250. Ici les circonstances ne nous ont pas favorisés, car après avoir expérimenté avec les urines en nature, sur deux chiens assez gros, nous n'avons eu à notre disposition qu'un petit chien pour faire notre expérience avec la solution des matières salines calcinées.

L'animal est mort en vingt minutes, après avoir reçu en injection 285 centimètres cubes de la solution. La mort est survenue au milieu de convulsions généralisées. Pas de diarrhée, pas de vomissements ; les pupilles sont restées dilatées.

Quand on compare ces diverses expériences, ce qui frappe au premier abord c'est l'irrégularité des résultats obtenus, même avec la même urine. Pourtant, si l'on fait les calculs nécessaires pour en arriver à établir une proportion, l'on peut constater que d'une façon générale la toxicité de ces urines est plus grande que celle des urines normales. On sait en effet, qu'il faut en moyenne de 60 à 80 centimètres cubes d'urines normales par kilogramme d'animal pour amener la mort. Dans nos expériences, si parfois il a fallu une quantité se rapprochant de ce chiffre, par contre, la mort a été produite souvent par des doses bien moindres. Treize centimètres cubes, dans l'expérience III; vingt-neuf, dans l'expérience VI; douze, dans l'expérience X ; quatorze, dans l'expérience XII ; dix-sept, dans l'expérience XV ; treize, dans l'expérience XVI ; vingt, dans l'expérience XVII ; quatorze, dans l'expérience XX ; chiffres qui indiquent une toxicité relative assez grande.

A l'exemple de MM. Lépine et Aubert (1), nous avons recherché la toxicité respective des matières organiques et salines de l'urine dans les expériences VII, VIII, IX, XV, XIX, XXII.

De ces expériences, il ressort que les urines de nos malades se rapprochent, à ce point de vue, des urines normales, puisqu'il faut un peu plus seulement de solution des cendres pour amener la mort. Mais les urines des malades que nous avons étudiées, étant plus toxiques, il s'ensuit que leurs cendres sont plus toxiques que les cendres des urines normales.

D'autres faits sont aussi à signaler dans ces expériences, faits que nous nous bornons, pour le moment, à enregistrer sans en chercher l'explication, c'est le peu de tendance à l'hypothermie, contrairement à ce que l'on a observé généralement dans les injections de même nature ; c'est d'un autre côté la variabilité de l'action sur la pupille, qui tantôt était dilatée, tantôt au contraire contractée, et enfin c'est la constance à peu près absolue des secousses convulsives au milieu desquelles presque tous les animaux sont morts.

Comme on le voit, cette étude est pleine d'intérêt, elle mérite d'être poursuivie, non seulement pour les tabétiques mais encore pour toutes les maladies apyrétiques du système nerveux central, c'est ce que nous nous proposons de faire.

(1) C. R , Acad. des Sciences, 6 juillet 1885.

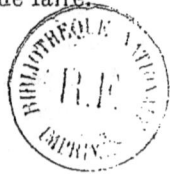